AF314069

DE DEUX CAS

D'ASTHME INFANTILE

PAR

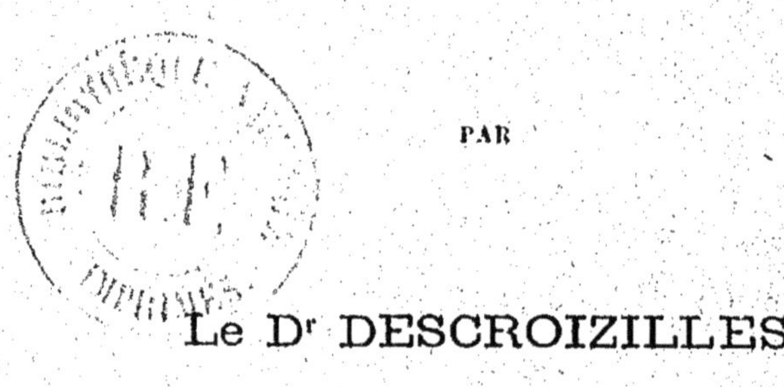

Le Dr DESCROIZILLES

Médecin de l'hôpital des Enfants.

PARIS

G. STEINHEIL, ÉDITEUR

2, RUE CASIMIR DELAVIGNE, 2

1889

DE DEUX CAS

D'ASTHME INFANTILE

IMPRIMERIE LEMALE ET Cie, HAVRE

DE DEUX CAS

D'ASTHME INFANTILE

PAR

Le Dr DESCROIZILLES

Médecin de l'hôpital des Enfants.

PARIS

G. STEINHEIL, ÉDITEUR

2, RUE CASIMIR-DELAVIGNE, 2

1889

DE DEUX CAS

D'ASTHME INFANTILE

Christm., Maurice, âgé de treize ans, entrait le 27 octobre 1888, au n° 16 de la salle Henri Roger. C'était la seconde fois qu'il venait se faire soigner dans mon service, et il y avait déjà séjourné du 26 juin au 28 août précédents. La cause qui le ramenait à l'hôpital, était celle qui l'y avait fait entrer une première fois : il se plaignait d'étouffements dont le début rem ontait à de longues années. Né en Belgique, mais habitant Paris depuis l'âge de dix-huit mois, ce jeune garçon était fils d'un père mort à la suite d'une congestion cérébrale, et d'une mère sujette aux migraines, aux attaques de nerfs, et d'un caractère exalté. Cette femme, qui exerçait le métier de blanchisseuse, semblait d'ailleurs bien constituée et ne souffrait d'aucune affection chronique du cœur ou des voies aériennes. On pouvait faire la même remarque à propos d'une sœur de notre malade, un peu plus âgée que lui et qui vint le voir dans la salle à différentes reprises. Tous trois vivaient dans une atmosphère habituellement humide, mais dans des conditions d'hygiène assez bonne et à l'abri des privations.

Le jeune Christm., atteint d'impétigo et de rougeole, pendant les deux premières années de sa vie, puis d'une forte bronchite à l'âge de six ans, eut, dit-il, une fluxion de poitrine en 1885, et ce fut après cette maladie qu'il commença à s'apercevoir qu'il respirait toujours avec un peu de gêne et, à de certains moments, avec beaucoup de difficulté. De véritables accès de dyspnée survinrent cette année et les deux suivantes, une ou deux fois par semaine, la nuit plus souvent que le jour. Si le jeune garçon était pris par son attaque au moment de la période nocturne, il s'éveillait brusquement, s'asseyait d'instinct pour obtenir du soulagement, souvent même devait quitter son lit, mais quelquefois aussi pouvait rester couché. La crise se terminait, tantôt par une expectoration peu abondante, suivie d'un prompt soulagement, tantôt sans expectoration, mais alors sans détente complète et d'une façon lente et progressive.

Pendant l'hiver de 1888, Chris. fut soigné pour une affection aiguë du thorax, qu'on qualifia encore de fluxion de poitrine et qui fut caractérisée par un violent point de côté à gauche, en même temps que par la disparition de ses étouffements. Mais dès qu'il y eut du mieux, la dyspnée se reproduisit, à peu près une fois tous les huit jours. Il entra sur ces entrefaites à l'hôpital des Enfants et je pus, ainsi que je l'ai dit, suivre son état durant deux mois. On constatait alors des paroxysmes dyspnéiques, séparés les uns des autres par des intervalles d'une semaine ou deux. Ces paroxysmes furent presque tous nocturnes, mais deux fois ils coïncidèrent avec l'heure de la visite; il me fut possible ainsi de me convaincre de la véracité des renseignements qu'on nous avait fournis, et que j'étais disposé, tout d'abord, à n'accepter qu'avec défiance. Le jeune garçon ne tarda pas à s'ennuyer à l'hôpital, et je crus devoir l'envoyer à Larocheguyon en convalescence. Il y passa les mois de septembre et d'octobre, mais sans obtenir, de son séjour, une amélioration décisive. La gêne respiratoire ne cessant pas, et paraissant même s'accroître, au lieu de s'atténuer, il demanda à revenir à Paris et entra une seconde fois dans mon service.

Christm... était assez grand de taille, de teint coloré au niveau des joues, de physionomie intelligente, de constitution vigoureuse en apparence, de conformation régulière ; cependant le diamètre antéro-postérieur de son thorax semblait être anormalement développé. Il n'y avait pas de fièvre ; du côté des fonctions digestives tout se passait régulièrement ; mais on s'apercevait vite que la respiration se faisait avec une certaine difficulté et était un peu sifflante, sans qu'il y eût par minute plus de trente mouvements des côtes. La percussion révélait une sonorité moyenne, au niveau des parties déclives du poumon, et notablement exagérée dans les fosses sus-épineuses et sous-claviculaires, à gauche comme à droite. A l'auscultation, on entendait un murmure respiratoire un peu plus rude en haut qu'en bas, mélangé par moments, au-dessous de deux clavicules, de quelques râles ronflants qu'on retrouvait aussi, d'une façon intermittente, en arrière de la moitié supérieure des deux omoplates. Quelquefois de gros ronchus humides s'ajoutaient à ces râles sonores qu'on pouvait, de temps à autre, découvrir par la palpation. J'eus plus d'une fois l'occasion d'observer du côté du cœur des battements exagérés dont le malade signalait, de lui-même, l'existence et d'entendre des bruits métalliques, au niveau de la région précordiale ; mais je ne découvris jamais aucun souffle, aucun bruit morbide constant, ni aucun trouble fonctionnel habituel.

L'exploration de l'arrière-gorge présentait quelques particularités qui méritent d'être signalées. On découvrait en effet, avec une luette longue et turgescente, des amygdales beaucoup plus grosses qu'à l'état normal, et très inégales à leur surface. Il n'y avait ni enchifrènement permanent, ni aucun autre signe de coryza chronique, mais, en enfonçant le doigt dans la cavité buccale, assez profondément pour franchir le bord du voile du palais, et pour arriver jusqu'à sa face postérieure, on constatait, dans cette région, l'existence d'un assez grande nombre de saillies verruqueuses, de dimensions et de consistance inégales. Le malade se rappelait avoir passé par de nombreuses angines, toujours de courte durée. Cependant on ne remarquait chez lui aucun nasonnement, et la déglutition se faisait régulièrement.

Christm... resta près de sept mois à l'hôpital des Enfants, et, pendant ce second séjour, je n'eus à noter chez lui, en dehors de quelques amygdalites aiguës, accompagnées d'un peu de fièvre, que le retour des accès de dyspnée qui reparurent tous les quinze ou vingt jours, tantôt pendant la nuit, tantôt pendant l'après-midi, ou la matinée, de sorte que j'assistai plusieurs fois au paroxysme. Je pus ainsi constater qu'on y retrouvait, à un degré modéré, l'ensemble des phénomènes qui caractérisent l'asthme des adultes. Le plus souvent, un malaise assez prononcé survenait plusieurs heures avant le début de l'étouffement véritable, avec des chatouillements au niveau de l'isthme du pharynx. L'enfant se mettait à tousser fréquemment, tandis que la toux était très rare chez lui, en temps ordinaire ; bientôt on le voyait s'asseoir sur son lit et quelquefois même il ne pouvait y rester. Alors la respiration devenait très bruyante et très pénible et la face prenait une expression d'anxiété bien caractérisée, sans changer visiblement de coloration. La percussion indiquait une sonorité exagérée au-dessous des clavicules et au voisinage de l'épine des deux omoplates, le thorax semblait encore plus développé que de coutume d'avant en arrière ; à l'auscultation, on percevait des râles sibilants très également répartis entre les deux côtés de la poitrine et presque toujours aussi des râles muqueux à grosses bulles. Le cœur battait en même temps avec plus de force que de coutume, mais sans qu'on pût découvrir d'irrégularité ou de bruit pathologique à la région précordiale. La fièvre faisait toujours complètement défaut. Le calme renaissait plus ou moins promptement, quelquefois après une expulsion de mucosités peu abondantes, mais pendant les heures qui suivaient le retour à la tranquilité, on constatait de l'anoroxie et de la courbature. A plusieurs reprises, on vit plusieurs petits accès se succéder dans l'espace de vingt-quatre heures.

Nous pûmes nous apercevoir aussi que quelques-unes de ces crises survinrent après des contrariétés ou des émotions. La plus forte de toutes eut lieu le 1er janvier, dans l'après-midi. Ce jour-là, le jeune Christm... m'adressa, au nom de ses camarades, un compliment de nouvelle année, fort bien tourné, dont il n'était vraisemblablement pas l'auteur, mais qu'il savait parfaitement, car il le récita d'un bout à l'autre, sans se tromper. On me dit, depuis, que cette mission de confiance, dont il s'était tiré à son honneur, l'avait beaucoup préoccupé et intimidé.

Vers la fin d'avril, sa respiration devint beaucoup plus libre que par le passé, et finit par être tout à fait silencieuse. A l'auscultation, la sibilance disparut complètement et le murmure respiratoire retrouva toute sa souplesse. La situation ne cessa de s'améliorer pendant les premières semaines du mois suivant et, à dater de cette époque, nous n'eûmes plus à enregistrer aucun accès. Lorsque le jeune garçon nous quitta le 20 mai, pour retourner à l'asile de convalescence de Larocheguyon, il paraissait être dans les meilleures conditions pour bénéficier de son séjour à la campagne.

Avant qu'il fût parti, j'avais vu arriver dans mon service un autre enfant, dont l'histoire présentait beaucoup d'analogie avec le fait que je viens d'exposer. Le 26 mars dernier, je recevais au n° 39 de la salle Henri Roger, un garçon de treize à quatorze ans, Gierom... (Pierre), d'une constitution vigoureuse, d'une stature élevée, et dont la poitrine était très développée dans le sens antéro-postérieur. Appartenant à des parents robustes et bien portants l'un et l'autre, et qui, de même que leurs ascendants ou leurs collatéraux, ne présentaient aucune tendance à la dyspnée, cet enfant, assez disposé cependant, depuis longtemps, à s'enrhumer, n'avait jamais souffert d'étouffements habituels ou passagers, jusqu'au lendemain de la fête du 14 juillet 1888. Le jour de cette cérémonie, il resta très longtemps en plein air, et fut exposé successivement à plusieurs variations de température très prononcées. Vingt-quatre heures après, il était pris d'un violent accès dyspnéique qui dura une partie de la nuit et fut suivi, depuis cette époque, d'autres crises semblables, tous les quinze jours ou toutes les trois semaines. Enfin, vers le commencement de mars, l'enfant toussa et cracha presque constamment, perdit l'appétit, eut de fréquents accès de fièvre, et cette situation durait depuis près d'un mois, quand il entra à l'hôpital.

Je le trouvai alors dans l'apyrexie ; mais il se plaignait de douleur à l'estomac et d'inappétence et présentait, avec un peu de cornage habituel, des signes évidents de catarrhe bronchique, c'est-à-dire des râles muqueux et des râles ronflants des deux côtés de la poitrine, avec sonorité très marquée à la percussion. Les bruits stéthoscopiques et l'excès de sonorité atteignaient leur maximum d'intensité au-dessous des clavicules. Le malade toussait beaucoup et expulsait abondamment des crachats épais, nageant dans un liquide plus clair. Il ne passa que quatre semaines dans le service, mais quatre accès d'étouffement, absolument analogues à ceux qu'on décrit chez les asthmatiques, furent constatés pendant cette courte période. Trois de ces crises eurent lieu la nuit, la quatrième coïncida avec l'une de mes visites et je notai les mêmes particularités que chez mon premier malade. Gierom..., en effet, était obligé de s'asseoir sur son lit et de s'appuyer sur ses mains pour respirer. Il semblait être en proie à une vive anxiété, et introduisait l'air dans ses cavités aériennes, ou l'expulsait, avec beaucoup de bruit et de difficulté. L'auscultation révélait des râles secs et humides plus nombreux, et la percussion une sonorité plus exagérée qu'à l'état de calme. Bien qu'il n'y eût, ni accélération du pouls, ni élévation thermométrique, le cœur battait violemment tout en restant régulier dans son rhythme, et sans qu'on pût découvrir de bruit morbide dans la région précordiale. Le soulagement survenait lentement, et une sensation de courbature succédait, pendant plusieurs heures, à l'agitation et à l'angoisse.

Vingt jours après son entrée, le jeune garçon en question semblait s'être amélioré notablement, car il toussait et crachait beaucoup moins qu'au moment de son admission, il retrouvait l'appétit et les forces, et dormait mieux ; l'expectoration diminuait, le murmure respiratoire devenait plus souple et plus pur. Gierom..., quitta le service sur sa demande le 22 avril ; mais j'eus plusieurs occasions de le revoir après sa sortie et de m'assurer que l'amélioration avait continué, et que les accès de dyspnée devenaient de plus en plus rares, ce que j'attribue, en grande partie, au traitement auquel nous l'avons soumis et dont je parlerai ultérieurement.

Je n'ai pas hésité à considérer ces deux enfants comme asthmatiques, ce ne sont pas d'ailleurs les premiers faits d'asthme qu'il m'a été donné d'observer chez des sujets âgés de moins de quinze ans. Cette maladie était autrefois regardée comme très rare dans l'enfance, et à peine est-elle mentionnée dans les anciens traités de pathologie infantile ; les ouvrages plus modernes n'en parlent que brièvement. Cependant de nombreux travaux, publiés pendant les vingt-cinq années qui viennent de s'écouler, ont prouvé qu'elle était loin d'être exceptionnelle dans le jeune âge, en France comme à l'étranger, comme dans les deux continents américains même, et dans différentes contrées de l'Afrique et de l'Asie. Il ne me paraît pas nécessaire d'entrer ici dans l'historique de la question, et je me contenterai de citer, parmi les observateurs qui se sont occupés d'elle, Hyde Salter, Fuller, West, Leyden, Lotscher, Politzer, Voltolini, Mackenzie, Trousseau, Guersant, Germain Sée, Parrot ; et de signaler spécialement Moncorvo qui a fait connaître naguère, en langue française, ses intéressantes recherches sur ce sujet. Aujourd'hui l'importance de ce qui se rattache à l'asthme infantile n'est méconnue par personne. Aussi ai-je cru utile de mentionner les deux cas que le hasard a mis sous mes yeux et d'y ajouter quelques reflexions relatives à l'étiologie et à la thérapeutique de la maladie, envisagée d'une façon générale, mais étudiée spécialement aussi au point de vue de mes deux observations.

Il est permis de confondre, chez les enfants, l'asthme avec différents états pathologiques, mais ici le doute était à peu près impossible. Je ne pouvais, à cause de l'âge de mes deux malades, songer sérieusement au spasme de la glotte qui ne survient que chez les très jeunes sujets, ni croire à la laryngite striduleuse, car la toux n'était rauque à aucun instant, la voix restait claire et l'on n'observait jamais les attaques nocturnes de suffocation subite qui caractérisent le faux croup. La sonorité complète et même exagérée du thorax, en arrière du sternum et entre les épaules, la conformation normale de la partie antérieure et médiane de la poitrine, l'absence de toux coqueluchoïde, excluaient l'adénopathie bronchique comme explication rationnelle d'une dyspnée paroxystique. Nous n'avions aucune raison de rattacher les accès d'étouffement à une paralysie de la glotte. Nous ne trouvions donc d'autre interprétation satisfaisante, des phénomènes observés, que celle à laquelle je me suis arrêté sans hésitation.

L'origine héréditaire de l'asthme est admise par Hyde Salter qui l'a reconnue chez la moitié de ses malades, tandis que le professeur Germain Sée déclare que la plupart des jeunes asthmatiques, observés par lui, descendaient de parents parfaitement sains. Pour Jaccoud, l'asthme est certainement héréditaire ; Moncorvo, au contraire, cite un grand nombre de faits qui prouveraient que cette loi admet beaucoup d'exceptions et mentionne plusieurs personnes des deux sexes, auxquelles il a donné des soins, et qui, affectées à un haut degré de dyspnée asthmatique, ont eu de nombreux enfants, sans qu'un seul présentât de crises dyspnéiques. Chez mes deux malades, rien n'indiquait que l'affection respiratoire provînt d'une affection semblable, constatée chez leurs ascendants directs ou collatéraux. Cependant, la mère d'un de ces deux jeunes garçons, très sujette aux migraines, pouvait passer pour exceptionnellement impressionnable, et l'enfant lui-même était irritable à un haut degré.

Je n'ai cru pouvoir rattacher ni l'un ni l'autre de ces deux cas à la syphilis, ou à l'impaludisme ; quand il s'agit d'asthme infantile, il faut songer, comme point de départ possible, à l'un de ces deux états morbides, au second surtout, ou a leur combinaison. D'après Duclos de Tours, l'asthme est étroitement lié avec la diathèse herpétique, dont les manifestations cutanées peuvent précéder de plusieurs années l'apparition des accès d'étouffement ; mais cette théorie est évidemment exagérée. Le professeur Germain Sée a observé l'eczéma simple ou lichénoïde chez une partie seulement des jeunes asthmatiques qu'il a rencontrés, dans sa pratique hospitalière ou civile. Ces relations étiologiques, entre l'asthme et la maladie du tégument, qu'il explique par une irritation partie de la peau et aboutissant au bulbe et aux nerfs moteurs respiratoires, sont donc loin d'être constantes et ne peuvent être regardées comme une loi. Chez mes deux malades, on ne découvrait aucune éruption ; toutefois, l'un d'eux avait eu de l'impétigo dans son enfance, mais près de dix années s'étaient écoulées entre la disparition des phénomènes éruptifs et les premiers troubles dyspnéiques constatés. Le rapport de cause à effet, entre l'exanthème et la gêne respiratoire, était donc ici des plus contestables. Je ne nie pas cependant qu'il puisse y avoir, dans l'enfance, un asthme dartreux, mais on doit le considérer comme très peu fréquent et l'on ne sera pas surpris de cette rareté, si l'on se rappelle combien le domaine de l'herpétisme est aujourd'hui limité, et combien il est facile d'ailleurs de voir une manifestation de la dartre là où il n'y a qu'une affection parasitaire. Quoique Trousseau ait cité un cas d'asthme chez un garçon de cinq ans, qui fut un peu plus tard atteint d'accès de goutte, on doit regarder comme bien invraisemblable que la dyspnée soit de nature goutteuse ou rhumatismale dans le jeune âge, malgré la fréquence du rhumatisme articulaire pendant la période infantile. Les deux malades que j'ai soignés dernièrement ne présentaient aucun antécédent rhumatismal, bien que l'un des deux fût contraint, par le métier de blanchisseuse, qu'exerçait sa mère, à vivre constamment dans l'humidité. On ne trouvait, ni chez l'un, ni chez l'autre, de troubles dyspeptiques habituels, et rien ne nous portait à supposer que

leurs étouffements pouvaient être attribués à la flatulence
des intestins ou à la dilatation de l'estomac.

On a cru, pendant longtemps, que la dyspnée pouvait s'expliquer, en toute circonstance, par une sécrétion exagérée
de mucosités qui obstruaient l'arbre bronchique et empê-
chaient l'air de pénétrer librement dans les canaux aériens.
Ce fut seulement après Vanhelmont, c'est-à-dire, à dater
du commencement du dix-huitième siècle, qu'on attribua
l'étouffement à une origine spasmodique. Willis admit que
les ramifications bronchiques se contractaient, soit isolément,
soit conjointement avec les faisceaux musculaires des muscles
respiratoires. Floyer, tout en faisant entrer en ligne de
compte le spasme bronchique et celui des muscles de la respiration, pensait que le paroxysme asthmatique ne pouvait
se produire, sans qu'il y eût, en même temps, turgescence
de la muqueuse des canalicules aériens. Plus tard, Cullen
concilia la doctrine humorale avec celle qui l'avait remplacée,
en admettant que la crise dyspnéique se produisait seulement
lorsqu'il y avait, tout à la fois, contraction des bronches et
sécrétion muqueuse exagérée. Enfin, après la découverte
des muscles lisses dans les canalicules des bronches, on
regarda la contraction de ces fibres comme la cause essen-
tielle de l'asthme. Cette théorie, soutenue avec talent par
Amédée Lefèvre, adoptée en Angleterre par Hyde Salter et
Kide, a cependant semblé trop absolue. A une époque plus
rapprochée de nous, on a regardé l'asthme, tantôt comme
une sorte d'épilepsie pulmonaire dont le siège serait le
pneumogastrique, tantôt comme une névrose localisée de
nature réflexe. Les recherches du professeur Germain Sée
et de plusieurs physiologistes modernes, tendent à établir
que le rôle du spasme bronchique a fort peu d'importance
dans le mécanisme de l'attaque asthmatique, et le professeur
Jaccoud, tout en lui attribuant une certaine influence, au
moins dans quelques cas, croit que cet élément étiologique
est toujours d'ordre secondaire.

En définitive, les observateurs contemporains supposent

pour la plupart, qu'il y a, dans l'asthme, tout à la fois, spasme inspiratoire et trouble de l'innervation secrétoire de la muqueuse aérienne. Chaque paroxysme peut-être représenté par un cycle correspondant à une excitation centripète qui émanant, tantôt des branches terminales du pneumo-gastrique, de l'olfactif, du trijumeau, du grand sympathique, tantôt des nerfs cutanés, agit sur le centre respiratoire et de là, par voie centrifuge, sur les muscles inspirateurs, dont elle provoque la contraction plus ou moins prolongée. Ce mécanisme s'applique encore mieux aux enfants qu'aux adultes, surtout pendant les premières années de la vie, à cause de la très grande activité fonctionnelle de la moelle, qui le rend spécialement accessible aux impressions centripètes. D'ailleurs les jeunes sujets respirent vite à l'état physiologique; leurs organes thoraciques sont particulièrement délicats et susceptibles. Le rythme de leurs mouvements respiratoires se modifie facilement. Des émotions insignifiantes, de légères contrariétés suffisent pour amener, à cet égard, des variations et des perturbations fort importantes. Il n'est donc pas étonnant que, pendant les différents stades de la période infantile, on ait à constater en mainte circonstance, la dyspnée spasmodique, qu'elle prenne la forme d'asthme, ou celle de la coqueluche, ou celle d'une toux quinteuse qui ne dépend ni de l'un ni de l'autre de ces deux maladies, mais qui, plus connue peut-être en Allemagne qu'en France, ressemble, sous plus d'un rapport, à l'asthme, dont elle diffère néanmoins par sa continuité et par l'absence des grandes crises d'étouffement auxquelles les asthmatiques sont en proie. Je ne parle pas ici de la dyspnée des enfants atteints d'adénopathie bronchique, parce que, chez ces jeunes malades, le spasme n'est plus qu'accessoire, et parce qu'on trouve des altérations matérielles qui n'existent pas dans les états morbides d'essence névropathique.

Moncorvo fait observer également que, pendant l'enfance, l'asthme est rarement aussi intense, aussi exclusivement nocturne qu'aux autres périodes de la vie. Mes propres observations confirment cette remarque déjà faite par Trousseau et Gerhard. Chez les jeunes sujets, il y a presque toujours un état catarrhal habituel qui précède et accompagne la dyspnée et permet de constater, au moment même des paroxysmes, des râles sonores et des râles humides, souvent mélangés les uns aux autres, qu'on rencontre moins constamment et moins nettement chez l'adulte. Il faut noter aussi, comme Moncorvo l'a fait très judicieusement, que la plupart des jeunes asthmatiques qui ont passé par une longue série d'attaques, deviennent emphysémateux, mais que l'emphysème reste ordinairement alors beaucoup plus restreint que lorsqu'il se développe à la suite de la coqueluche.

J'ai dit que mes deux jeunes malades étaient étrangers à toute condition d'hérédité, qu'on ne pouvait croire ni pour l'un, ni pour l'autre, à l'influence de la syphilis, ni à celle de la malaria. Mais, chez tous deux, on trouvait la conformation du thorax que présentent les emphysémateux, avec les signes très évidents d'un catarrhe des bronches. Tous deux étaient d'un caractère impressionnable, s'émotionnaient facilement et l'un deux, le jeune Christm..., descendait d'une mère nerveuse et probablement hystérique. Habitant un local humide, se trouvant dans des conditions qui l'exposaient particulièrement à contracter des affections du système respiratoire, il était de plus atteint d'amygdalite chronique, d'hypertrophie des amygdales, et de ces lésions de la partie postérieure des fosses nasales et de la face supérieure du voile du palais qui, d'après certains pathologistes fort autorisés, peuvent à elles seules engendrer la dyspnée asthmatique. Un traitement local me semblait nécessaire ; mais je rencontrai, chez le jeune garçon, une répugnance invincible, au point de vue de la destruction des amygdales, ou des autres opérations qu'on pouvait entreprendre du côté des fosses nasales et je dus m'en tenir, chez lui comme chez son camarade, à d'autres moyens thérapeutiques, sur le compte desquels il me reste à m'expliquer.

Dans le premier cas, j'employai d'abord l'iodure de potassium, à la dose de 1 à 3 grammes par jour, pendant deux mois, plus tard la térébenthine de Venise, à raison d'une, puis de deux pilules par jour, contenant chacune cinq centigrammes. Aucun soulagement ne se produisit et je constatai le même résultat négatif, quand le malade fut revenu de Larocheguyon, en essayant des mêmes moyens que la première fois. J'eus recours enfin à la teinture de Lobelia Inflata, associée à l'iodure de potassium.

L'enfant prit, chaque jour, la totalité d'une potion qui contenait 1 gr. d'iodure potassique et 5 grammes de teinture de lobélie. Ce médicament, dont on a donné parfois jusqu'à 10 et 15 grammes en vingt-quatre heures, est préconisé par Moncorvo qui s'en est servi avec succès dans un assez grand nombre de circonstances. On croit qu'il diminue l'excitabilité du bulbe et de la moelle, ce qui ferait perdre aux mouvements du thorax et aux battements du cœur une partie de leur force et atténuerait, par conséquent, la crise dyspnéique. Son efficacité avait été signalée depuis longtemps en Amérique, par Colboum et Cutter, en Angleterre, par Reele et Elliotson, en Allemagne, par Totl et Nouch, enfin en France, par Trousseau, Gubler, Barallier, Delioux de Savignac et Dujardin-Beaumetz, quand les observations, publiées par l'éminent médecin de Rio-Janeiro, l'ont de nouveau mis en relief. Dans le fait dont il s'agit, la gêne respiratoire habituelle n'a diminué d'une façon incontestable qu'à partir du moment où l'enfant en a fait usage. Il est vrai qu'il prenait aussi de l'iodure de potassium ; mais l'iodothérapie, employée seule, avait complètement échoué chez lui.

Ce fut aussi de la combinaison de teinture de lobélie et d'iodure potassique que je fis usage pour mon second malade, aux mêmes doses quotidiennes que pour le premier. Il y eut encore ici une amélioration notable qui, un peu douteuse d'abord, devint très nette à partir de la troisième semaine du traitement. Gierom... n'ayant été soumis à aucune autre médication, on ne peut attribuer qu'à l'association de ces deux moyens le soulagement très réel qu'on lui avait procuré, et qui s'était

maintenu plus d'un mois encore, après sa sortie dè l'hôpital. Ce sont donc deux succès à ajouter à ceux que Moncorvo a obtenus, en agissant à peu près comme nous l'avons
fait, et qui permettent d'affirmer que la teinture de lobélie est
un médicament très recommandable, quoique sa saveur soit
mauvaise. Je n'ai pas eu occasion de me servir de la lobé-
line, substance extraite do la lobélie, et dont quelques mé-
decins américains ont signalé les bons effets. Il paraît démontré que cette substance, mal connue chimiquement
jusqu'à présent, n'a qu'une action fort inconstante.

On sait que le professeur Germain Sée a souvent employé
la pyridine en inhalations, dans le traitement de l'asthme
des adultes et qu'il la considère comme un régulateur de la
respiration, parce qu'elle diminue l'excitabilité du bulbe.
Rien n'est plus facile que de faire usage de cet agent chez
les enfants, en plaçant au devant de leur poitrine un mouchoir,
qu'on attache derrière le cou, et sur lequel on verse quelques
gouttes de pyridine. Je n'ai pas eu recours à ce moyen que
Moncorvo a quelquefois appelé à son aide, chez de jeunes
sujets, et qui lui a semblé parfois diminuer les étouffements.
Quant aux courants électriques, continus ou induits, nous
ne possédons pas d'observations relatives à des asthmatiques en bas âge, qui nous permettent d'être certains de
leur utilité.

Nous avons des notions très vagues, au sujet de l'influence
qu'on peut attribuer à la densité de l'air sur les paroxysmes
de la dyspnée. Je suis porté à croire que les altitudes considé-
rables augmentent plutôt qu'elles n'atténuent l'intensité de
ces attaques et il est probable que l'air maritime aura souvent aussi une mauvaise influence. On a pu voir que le premier de mes deux malades ne s'était pas bien trouvé l'année
dernière de son envoi à Larocheguyon. Il faut donc se tenir
sur la réserve, relativement à l'utilité de l'atmosphère rurale
en pareille matière, et il serait fort imprudent d'affirmer que
le déplacement amènera toujours une amélioration.

Enfin, tout médecin, auquel on présente un enfant asthmatique, doit penser que parfois l'asthme infantile a pour cause la syphilis ou l'impaludisme. On ne triomphera de certains cas rebelles qu'à l'aide du sulfate de quinine, ou du traitement antispécifique.

Au moment où j'allais livrer ce travail à l'impression, j'ai vu revenir Christm... me demandant une troisième fois un lit. Le séjour à Larocheguyon lui a été encore une fois défavorable; deux ou trois jours après son départ de Paris, il recommençait à avoir des crises d'étouffement, et on trouve actuellement, à l'auscultation, de nombreux râles sibilants, indiquant que le catarrhe bronchique s'est reproduit. Il va donc falloir reprendre la médication qui nous a précédemment réussi chez ce jeune garçon, et il est bien démontré maintenant, qu'il n'a aucun avantage à vivre à la campagne.

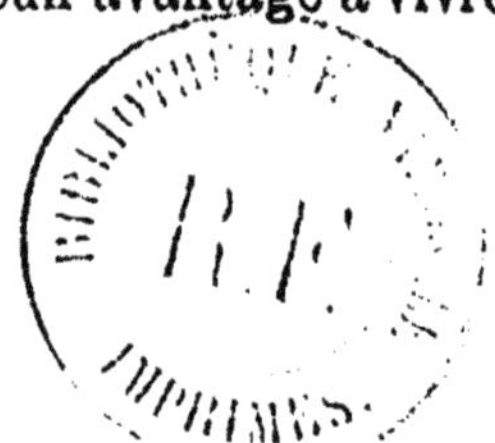